DE LA ZOOTHÉRAPIE

TRAITEMENT DE L'HOMME MALADE

PAR LES ANIMAUX SAINS

PAR

Gabriel VIAUD

VÉTÉRINAIRE EN SECOND AU 7ᵉ HUSSARDS

Directeur de l'Annexe de Remonte de Bonnavois

——— ✳ ———

TYPOGRAPHIE OUDIN ET Cⁱᵉ

4, RUE DE L'ÉPERON, 4

—

1895

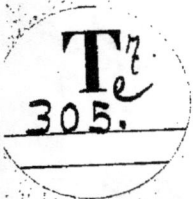

Tₑ
305.

DE LA ZOOTHÉRAPIE

DE LA ZOOTHÉRAPIE

ou

TRAITEMENT DE L'HOMME MALADE

PAR LES ANIMAUX SAINS

PAR

Gabriel VIAUD

VÉTÉRINAIRE EN SECOND AU 7ᵉ HUSSARDS

Directeur de l'Annexe de Remonte de Bonnavois

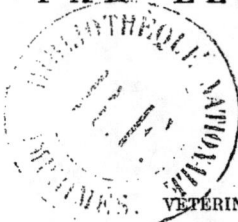

POITIERS

TYPOGRAPHIE OUDIN ET Cⁱᵉ

4, RUE DE L'ÉPERON, 4

—

1895

DE LA ZOOTHÉRAPIE

OU TRAITEMENT DE L'HOMME MALADE

PAR LES ANIMAUX SAINS

In tenui labor.

La décadence croissante de la santé physique et de la santé morale dans toutes les classes de la société contemporaine, est démontrée aujourd'hui par toutes les statistiques impartiales et par tous les médecins amis de la vérité.

Notre civilisation enfiévrée et surmenée glissera sur ces deux pentes redoutables, tant que l'hygiène privée et l'hygiène publique seront ignorées ou mises sous les pieds.

Malgré leur optimisme habituel, les statistiques officielles sont obligées d'enregistrer des chiffres effrayants, à l'endroit des maladies de tout genre, des désordres moraux les plus graves, des anomalies intellectuelles, des aliénations mentales, des suicides, des crimes, etc.

Pour combattre ces différents états morbides, la plupart des malades s'adressent à la polypharmacie plus ou moins savante, et à l'empirisme plus ou moins entaché de charlatanisme ; ils passent dédaigneusement à côté des agents naturels, qui constituent cependant la seule médecine rationnelle.

D'après le professeur Raoux, de Lausanne, la guérison et la préservation des maladies peuvent être obtenues :

Par la qualité, la température, la densité, la rareté, le mouvement, et les différents états de l'air (*aérothérapie*) ;

Par la nature, la qualité, la quantité et les proportions relatives des aliments solides, liquides et gazeux (*bromothérapie*) ;

Par la nature, la quantité et la qualité de la lumière solaire : bains de soleil ou hélioses, diverses couleurs de l'arc-en-ciel, obscurité graduée (*photothérapie*) ;

Par la nature, la qualité, la thermalité, la minéralisation et l'agitation de l'eau (*hydrothérapie*) ;

Par les exercices actifs ou passifs et les nombreuses espèces de gymnastique (*dynamothérapie*) ;

Par les influences psychologiques internes ou externes sur la tristesse ou la gaieté, le découragement ou l'espérance, la solitude ou la vie sociétaire des divers malades (*psychothérapie*) ;

Enfin, par les attractions et les répulsions mutuelles des êtres vivants, c'est-à-dire par le magnétisme et par le magnétisme animal ou zoologique.

Nous pensons que si ces agents ne suffisent pas dans tous les cas pour combattre les nombreuses affections qui s'attaquent à l'homme, ils ont, au moins, une influence souvent heureuse. C'est le végétarisme appliqué à la médecine ; c'est la *physiatrie*, c'est-à-dire un système basé sur l'emploi, à peu près exclusif, des agents naturels.

La plupart de ces agents ont été étudiés. Le docteur Dock a fait une étude en français sur cette doctrine ; nous allons en citer quelques passages caractéristiques.

AGENTS DE LA PHYSIATRIE

« *Le régime.* — Notre corps n'a besoin que de peu pour vivre, et tout ce que nous lui donnons de trop devient la cause de bien des troubles, soit nutritifs, soit fonctionnels, dérange l'harmonie de notre être. Aussi sont-elles nombreuses les maladies causées par l'intempérance. Il suffit de mentionner ici celles de l'estomac et des intestins.

Ordinairement nous tombons malades :

Parce que nous mangeons trop ;

Parce que nous mangeons trop de viande ;

Que l'usage de la viande nous conduit à l'usage pernicieux ou exagéré des boissons alcooliques, du café, du tabac.

Par le régime végétal ou lacto-végétal, nous guérissons et nous évitons bien des maladies qu'engendre la nourriture animale. Il consiste en laitages, légumes, aliments farineux, fruits, pain de son dit de Graham ; point de viande, point de spiritueux. Les résultats que nous obtenons sont très satisfaisants, et maint malade a retrouvé, chez nous, sa santé, qu'il avait vainement cherchée autre part.

« L'air. — Malheureusement, on ne comprend pas encore assez l'importance de l'air pour la vie de l'homme ; on ignore combien l'air vicié nous est fatal, combien il gâte notre sang, ruine nos nerfs et alourdit notre cerveau. On ne passe pas impunément des heures, des journées entières dans des chambres mal aérées ; de nombreuses maladies, certes, sont à mettre sur ce compte, et surtout sur celui du mauvais air de nos chambres à coucher, où nous passons le tiers de notre existence, ce qui est la cause de bien des maladies du poumon.

Les végétariens passent le plus possible de leur temps à l'air pur, aèrent bien leurs maisons et appartements et dorment la fenêtre ouverte.

« La lumière. — Déjà les médecins de l'antiquité connaissaient les effets bienfaisants des hélioses ou bains de soleil. La physiatrie en fait un grand usage et les donne aux malades faibles, aux énervés, aux phtisiques, aux convalescents, aux anémiques.

L'effet physiologique des hélioses est le suivant : le soleil exerce une influence thermique sur les nerfs, ceux-ci réagissent favorablement sur les capillaires de la peau et les glandes sudorifères. De là une meilleure circulation

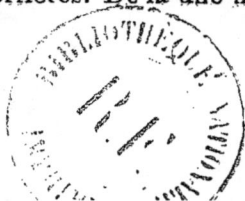

et un appel du sang à la surface du corps, puis finalement une transpiration bienfaisante.

« *L'eau*. — Par les éléments nerveux que la peau renferme en si grande quantité, nous exerçons, à l'aide de l'eau à 22 ou 25 centigrades, une excitation bienfaisante de tout le système nerveux, sans dépression. Il se produit une influence salutaire sur les facteurs de la nutrition, et par là une augmentation de la force nerveuse. C'est la méthode dite *excitante*.

En prenant de l'eau à 25° et 32° selon les individualités, nous calmons la surexcitation nerveuse : c'est la méthode calmante.

Excitant d'un côté, calmant de l'autre, toujours domptant l'inflammation et la fièvre, l'eau employée à propos est un puissant moyen thérapeutique pour rétablir l'harmonie dans l'organisme. Mais l'hydrothérapie est une arme à deux tranchants et doit être employée avec discernement et sans fanatisme.

« *Le mouvement*. — Chaque matin, nous devrions nous mouvoir un certain temps au grand air.

Nous aurions moins de nervosiques, d'anémiques ou d'hystériques. Dans la belle saison, les malades se promènent, au matin et au soleil, les pieds nus sur le sable de nos allées et la tête découverte sous un parasol.

Au moyen de ces exercices corporels, on peut guérir bien des maladies chroniques.

« *Les soins de la peau*. — La peau est un des organes les plus importants du corps, et c'est sur elle que la physiatrie agit principalement, en cas de maladie. Les meilleurs moyens, à cet effet, sont le travail et le mouvement au grand air, les lavages quotidiens et frictions, les hélioses, les bains d'air, les vêtements appropriés, la propreté interne, etc...

Nous laver tous les jours en entier doit devenir un besoin

aussi impérieux que le manger et le dormir. Les malades mêmes, surtout ceux qui ont les poumons faibles et sont sujets aux rhumatismes, doivent, en usant de certaines précautions, endurcir leur peau ; les enfants doivent être endurcis de bonne heure, d'une manière rationnelle ; certes, alors, la mortalité du jeune âge se réduirait de beaucoup.

« *Les influences morales*. — Pour être mieux portants et moins malades, revenons à la nature. Les jouissances physiques, inutiles ou nuisibles, ont pour conséquence inévitable la maladie.

La nature a des lois inexorables, elle en souffre longtemps les transgressions; mais à la fin, malheur à ceux qui les enfreignent. »

La doctrine du docteur Dock, dont nous venons de donner les grandes lignes, ne comprend pas l'étude des attractions et répulsions mutuelles des êtres vivants. Nous croyons cependant que deux êtres vivants mis en contact ou même placés à une certaine distance rayonnent toujours plus ou moins l'un sur l'autre, sans aucune intervention de la volonté.

Le corps sain ou fort communique de la vitalité au corps malade ou faible, et celui-ci rayonne des principes morbides sur le corps en santé.

S'il s'agit de deux êtres humains, c'est du magnétisme proprement dit ou physico-moral.

S'il s'agit d'un homme et d'un animal, c'est du magnétisme zoologique, de la *zoothérapie*.

Le magnétisme humain est tantôt inconscient et involontaire, tantôt volontaire.

Des exemples frappants du premier cas sont donnés par les influences morbides de certains maris sur leurs femmes, ou réciproquement (veufs de plusieurs épouses, veuves de plusieurs maris).

Il en est de même des influences réciproques des enfants et des vieillards couchant dans le même lit. Le vieillard se vitalise ; l'enfant s'affaiblit toujours, et meurt quelquefois.

Le docteur Noirot en cite plusieurs exemples tirés de l'histoire biblique et des auteurs modernes, notamment du docteur Hochstetten, de Reutlingen.

Ce dernier médecin compare l'influence thérapeutique de certains animaux à celle du paratonnerre qui soutire l'électricité des nuages.

Il a vu des bergers se guérir de sciatiques opiniâtres en mettant leurs jambes en contact avec un chien vigoureux et bien portant.

L'animal donne bientôt des signes d'inquiétude, et lorsqu'on le lâche, il s'enfuit en courant et en boitant.

Histoire du vieux David et de la jeune Sunamite ; du vieux bourgmestre d'Amsterdam traité par Bœrhave, et de l'empereur Barberousse. (*L'art de vivre longtemps.*)

La zoothérapie était connue des anciens et son histoire, bien que mêlée à des superstitions et à beaucoup d'empirisme, serait certainement très instructive. Limité par le cadre de ce travail, nous aborderons immédiatement la partie pratique de cette méthode thérapeutique encore si peu connue.

La première condition à réaliser ici, c'est que les animaux employés jouissent d'une santé parfaite, car quelques-uns de leurs états morbides pourraient se transmettre à l'homme, soit par le contact, soit par les émanations corporelles ou par la respiration (morve, tuberculose, etc.).

Il sera donc utile, dans les cas douteux, de recourir aux lumières d'un vétérinaire expérimenté.

On trouvera, du reste, des indications et des instructions pratiques dans les exemples de traitement heureux dont nous allons donner le résumé.

Quelques-uns de ces cas ont été communiqués à la

Société d'hygiène de Lausanne présidée par le professeur Raoux, qui a bien voulu nous donner des renseignements complets.

« 1. M. Dumas, clerc d'avoué à Chambéry, rue de Boigne, était atteint de rhumatismes articulaires. Il possédait un chien griffon, âgé de trois ans, qu'il faisait coucher avec lui chaque fois que ses crises le prenaient, car il lui semblait que le corps de l'animal appliqué sur la région douloureuse calmait son mal. Ce chien, ordinairement très caressant, donnait alors des signes évidents de malaise, et, s'il parvenait à s'échapper, allait se réfugier dans le coin le plus obscur de l'appartement.

Dans le courant de novembre 1887, les crises prirent M. Dumas avec plus d'intensité que d'habitude. Pendant toute une nuit, il garda son chien dans son lit, maintenu de force contre le siège du mal. Le lendemain, les douleurs avaient disparu ; mais le chien était malade, poussait des gémissements plaintifs ininterrompus, et deux jours après expirait dans une convulsion suprême.

2. Un ecclésiastique d'une trentaine d'années, et d'un tempérament nerveux bilieux, était à l'agonie sous l'influence d'une fièvre aiguë qui avait résisté à tous les traitements pharmaceutiques. Le malade avait été saturé de quinine, et ne pouvait ouvrir la bouche pour en absorber de nouvelles doses. Il avait perdu la parole et le mouvement ; le médecin le considérait comme voué à la mort, lorsqu'un chat, profitant d'un instant où le moribond avait été laissé seul, vint se coucher sur son corps et y fit une longue pose. Chassé par la garde-malade, il revint à la charge pendant plusieurs jours. La première station avait produit une transpiration abondante, suivie d'une sensible diminution de la fièvre. Pendant la seconde, la transpiration devint extraordinaire, et le patient dut renouveler plusieurs fois son linge. La crise de la guérison

venait de se produire, et le malade reprit l'usage de ses sens et la parole. Il était sauvé.

Quant au chat si bon médecin, il avait disparu. On le trouva mort au fond du jardin, les poils hérissés, et les membres contractés. Le brave animal avait payé de sa vie la guérison de son maître.

Ce succès thérapeutique a été raconté et attesté dans une séance de la Société, par la personne même qui en avait bénéficié.

3. Une garde-malade de Lausanne raconte qu'elle a guéri dernièrement une dame qui souffrait d'une douleur rhumatismale au genou, en lui faisant maintenir un gros chat sur le mal, pendant deux ou trois jours. Dès la première séance, l'animal donna des signes de malaise et chercha à s'échapper. Il fut encore plus difficile de le maintenir sur le genou malade, pendant les deux suivantes; impossible de le retrouver dans la maison. Il était allé mourir dans une cour, du mal dont il avait délivré cette dame.

4. L'auteur de ces lignes (le professeur Raoux) vient de traiter avec succès une recrudescence rhumatismale remontant à plus de quarante ans. Ce vieux souvenir du mistral de Montpellier, dont le réveil était quelquefois long et douloureux, a été réduit au silence par l'application d'un jeune chat vigoureux sur la région cervicale d'abord pendant 12 minutes, et le lendemain pendant 8 minutes seulement. Cette seconde séance a dû être abrégée, à cause des signes de mécontentement et de vive impatience que donnait l'animal, sentant qu'il ne soutirait rien de bon à cette nuque malade. Le chat guérisseur en a gardé rancune à son maître; mais sa santé n'a pas été altérée.

5. Un médecin de Genève cite le cas démonstratif d'un Languedocien qui se soulageait de ses rhumatismes, en les faisant passer dans les muscles de ses chiens, dont la plupart mouraient du mal soutiré à leur maître. Le fait était

si connu et si frappant, que cet ingénieux malade avait été surnommé, dans le pays, *lou crebo tchi* (le crève chien).

6. Le grand-père d'une garde-malade de Lausanne s'est guéri d'une ancienne douleur au côté en faisant coucher avec lui un petit chien qui est devenu malade à son tour et qui n'a pas tardé à mourir.

7. Une dame de Lausanne fait disparaître, pour un certain temps, de très violentes migraines par l'application du corps de son chien sur le front. Ces expériences répétées n'ont point altéré la santé de l'animal.

8. Le docteur Bonnejoy, de Chars-en-Vexin, le zélé vulgarisateur du végétarisme en France, s'est délivré d'une douleur à l'épaule en y maintenant un corbeau apprivoisé. Il sentait chaque fois une forte chaleur sur la place douloureuse, et le corbeau finit par l'abandonner. Son maître le chercha pendant plusieurs jours, et le trouva mort dans le bassin d'une fontaine, où il était sans doute allé pour éteindre la fièvre contractée. »

Les personnes qui ont à leur disposition des pigeons, des poules, des canards, des dindes, des cygnes et des oiseaux de grande taille devraient tenter, dans ce domaine inexploré, des expériences médicales qui ne leur coûteraient qu'un peu de patience, et qui pourraient bien les dédommager amplement de leur peine. Plusieurs bonnes femmes emploient avec succès les chats bassinoires en place de bouilloires. Pourquoi n'inventerait-on pas les chancelières vivantes, en remplaçant des peaux mortes par des plumes et des duvets, faisant rayonner le brasier intérieur de la famille ornithologique ?

On connaît depuis longtemps les influences thérapeutiques des séjours prolongés dans les étables à vaches. Hippocrate les signalait déjà, et le savant Térapi, de Florence, a obtenu, par ce moyen, des résultats qui ont de beaucoup dépassé son attente.

On cite aussi de remarquables guérisons obtenues par un docteur américain, au moyen du contact des malades avec le cou et la tête de l'animal.

Un médecin de Lausanne mentionne un cas de guérison inespérée, obtenue par un séjour de deux ans dans une étable à vaches. Il s'agissait d'un ami de Bichat, le docteur Loiseau, qui, sur le conseil d'un médecin de Montpellier, coucha pendant deux ans dans une étable, s'y guérit d'une débilitation progressive alarmante, et trouva une vitalité qui lui fit atteindre sa 90° année.

« L'air exhalé par les animaux, dit un vieil expérimentateur, cet air étudié par Crookes dans ses « Essais sur la lumière radiante », est un antiseptique puissant qui tue les microbes à une certaine pression obtenue par la chaleur des animaux, comme le soupçonnait déjà le grand Ambroise Paré. »

Dans la station hivernale de Davos, en Suisse, on emploie ce traitement avec succès pour les maladies des voies respiratoires, et probablement aussi pour les anémies et les chloroses.

Enfin un riche habitant de Berlin faisait construire en 1888 un vaste bâtiment en vue d'appliquer ce traitement aux malades atteints de tuberculose. Nous n'avons pas encore reçu les documents relatifs aux résultats obtenus. Mais, d'une façon générale, disons que l'air des étables serait plus efficace, si on observait, dans ces locaux habituellement trop étroits, une plus grande propreté et une ventilation suffisante.

Personnellement, nous avons remarqué que, très souvent, souffrant d'un malaise quelconque au moment de monter à cheval, nous en étions délivré au bout de quelques minutes de promenade. Est-ce l'effet de l'exercice ou de la zoothérapie ??

Un médecin allemand a vanté les propriétés curatives des langues de chien.

Nous connaissons un curé du département de la Vienne, l'abbé C..., doué d'un tempérament robuste et d'une grande force de volonté, qui opère de véritables miracles sur les nombreux malades de sa paroisse ou des paroisses voisines. Il nous racontait, un jour, qu'il enlevait les migraines à ses malades en leur parlant ou simplement en leur touchant le sommet de la tête, mais qu'aussitôt il était pris lui-même de la même affection. On peut invoquer la suggestion pour les malades qui, ayant une grande confiance en leur curé, guérissent de la migraine; mais pour l'abbé C... le fait de contracter immédiatement la même maladie ressemble singulièrement aux cas cités plus haut.

L'année dernière, dans notre détachement de cavaliers, nous avions un phtisique qui préférait faire du pansage à ses chevaux que de garder la chambre ; il préterdait avoir plus de vigueur après chaque séance de pansage, et cette constatation avait été faite par lui sans que jamais personne lui eût parlé de zoothérapie.

C'est même cette observation qui nous a donné l'idée de réunir quelques faits et de les publier, dans l'espoir que des recherches et des études seraient tentées pour arriver à la solution de cette question si suggestive.

Le cavalier D..., dans les périodes plus ou moins aiguës de sa maladie, gardait difficilement la chambre ; il désirait toujours être avec ses chevaux. Nous avons dû provoquer son renvoi au Corps et sa mise en réforme sans qu'il l'eût lui-même demandée.

Dans un certain nombre de fermes où se fait l'élevage du cheval, on conserve, dans un coin de l'écurie, un ou deux boucs, dans le but de préserver les chevaux des maladies. Les boucs contracteraient, paraît-il, les affections qui se seraient développées sur les autres animaux de l'écurie. Il est certain que si les microbes des maladies contagieuses ont la moindre répugnance pour les odeurs fortes, le voisinage de ces animaux suffit à les chasser. Quoi qu'il en soit, cette pratique doit évidemment être basée sur des observations sérieuses pour se perpétuer depuis des siècles.

On sait que la fourrure du chat s'emploie de temps immémorial comme remède ou préservatif de douleurs rhumatismales.

Les ouvriers des manufactures de coutellerie de Thiers en Auvergne préfèrent, pour cet usage, des chiens vivants, et voici comment :

L'ouvrier émouleur doit se coucher à plat ventre sur une planche inclinée, devant sa meule de grès, qui tourne avec rapidité au-dessus d'une rigole d'eau où elle baigne inférieurement. Mais dans un atelier où opèrent plusieurs batteries de ces meules, l'atmosphère est nécessairement saturée de leurs humides éclaboussures et très propice par conséquent aux rhumatismes. Or, chaque travailleur est doublé d'un toutou qui, dès que son maître s'étend sur la planche, se campe sur son dos et s'y allonge de façon à garantir du froid humide la région de la colonne vertébrale.

N'y a-t-il pas, en dehors du rôle protecteur joué par l'animal, une influence zoothérapique ?

Il faut bien que cette pratique soit bonne, puisque des générations de braves travailleurs se succèdent en y restant fidèles. Nous ignorons si ces chiens antirhumatismaux paient l'impôt ; mais nous voulons croire que non.

Nous le répétons, nous n'avons pas la prétention de trancher ce difficile problème, aussi étrange qu'inexpliqué ; nous citons simplement des faits recueillis par d'autres et par nous, espérant appeler l'attention des hommes compétents sur cette question de physiatrie et hâter sa solution.

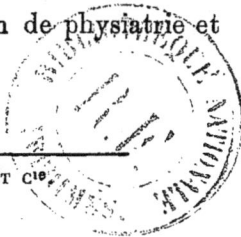

POITIERS. — TYPOGRAPHIE OUDIN ET Cⁱᵉ

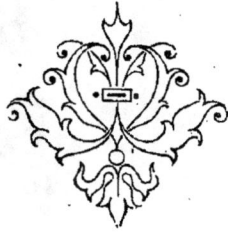

www.ingramcontent.com/pod-product-compliance
Lightning Source LLC
Chambersburg PA
CBHW060715280326
41933CB00012B/2440